12주 동안, 먹는 시간만 기록하는 것만으로도 몸이 달라지는 것을 느끼셨나요?

'하루 리듬'의 작동원리만 알면, 다이어트가 절대 어렵지 않습니다!

"시간제한 다이어트를 도와주는 실전 팁"

아침을 반드시 먹자

삼시 세끼만 먹자

주변인들에게 다이어트를 선언하자

양치질로 먹고 싶은 충동을 억제하자

첫 마음을 가지고, 자신을 모니터링하자

오늘 실패해도 내일 다시 실천하자

술을 마시게 되면 911을 실천하자

자신에게 맞는 운동을 더하자

운동할 시간이 없다면, 일단 움직이자

DAY 84

월　　일　　요일

섭취 시간	음식종류와 양	칼로리	비고

"<시간제한 다이어트>를 마무리 하는 기간입니다. 다시 처음처럼 하루동안 먹는 음식을 기록해보세요.
처음 시작한 3일과 달라진 점이 있나요?"

DAY 83

월 일 요일

섭취 시간	음식종류와 양	칼로리	비고

"<시간제한 다이어트>를 마무리 하는 기간입니다. 다시 처음처럼 하루동안 먹는 음식을 기록해보세요. 처음 시작한 3일과 달라진 점이 있나요?"

DAY 82

월　　일　　요일

섭취 시간	음식종류와 양	칼로리	비고

"<시간제한 다이어트>를 마무리 하는 기간입니다. 다시 처음처럼 하루동안 먹는 음식을 기록해보세요.
처음 시작한 3일과 달라진 점이 있나요?"

DAY 76 월 일 요일	DAY 77 월 일 요일
첫 섭취 시간	첫 섭취 시간
마지막 섭취 시간	마지막 섭취 시간
DAY 78 월 일 요일	**DAY 79** 월 일 요일
첫 섭취 시간	첫 섭취 시간
마지막 섭취 시간	마지막 섭취 시간
DAY 80 월 일 요일	**DAY 81** 월 일 요일
첫 섭취 시간	첫 섭취 시간
마지막 섭취 시간	마지막 섭취 시간

- 물을 제외하고, 칼로리를 포함한 음식 섭취 시간을 기록해 보세요.

+ 느낀점 & 다짐	

DAY 70 월 일 요일	DAY 71 월 일 요일
첫 섭취 시간	첫 섭취 시간
마지막 섭취 시간	마지막 섭취 시간

DAY 72 월 일 요일	DAY 73 월 일 요일
첫 섭취 시간	첫 섭취 시간
마지막 섭취 시간	마지막 섭취 시간

DAY 74 월 일 요일	DAY 75 월 일 요일
첫 섭취 시간	첫 섭취 시간
마지막 섭취 시간	마지막 섭취 시간

- 물을 제외하고, 칼로리를 포함한 음식 섭취 시간을 기록해 보세요.

+ 느낀점 & 다짐

DAY 64 월 일 요일	DAY 65 월 일 요일
첫 섭취 시간 마지막 섭취 시간	첫 섭취 시간 마지막 섭취 시간
DAY 66 월 일 요일	DAY 67 월 일 요일
첫 섭취 시간 마지막 섭취 시간	첫 섭취 시간 마지막 섭취 시간
DAY 68 월 일 요일	DAY 69 월 일 요일
첫 섭취 시간 마지막 섭취 시간	첫 섭취 시간 마지막 섭취 시간

- 물을 제외하고, 칼로리를 포함한 음식 섭취 시간을 기록해 보세요.

+ 느낀점 & 다짐	

DAY 58 월 일 요일	DAY 59 월 일 요일
첫 섭취 시간 마지막 섭취 시간	첫 섭취 시간 마지막 섭취 시간
DAY 60 월 일 요일	**DAY 61** 월 일 요일
첫 섭취 시간 마지막 섭취 시간	첫 섭취 시간 마지막 섭취 시간
DAY 62 월 일 요일	**DAY 63** 월 일 요일
첫 섭취 시간 마지막 섭취 시간	첫 섭취 시간 마지막 섭취 시간

- 물을 제외하고, 칼로리를 포함한 음식 섭취 시간을 기록해 보세요.

+ 느낀점 & 다짐	

DAY 52 월 일 요일	DAY 53 월 일 요일
첫 섭취 시간 마지막 섭취 시간	첫 섭취 시간 마지막 섭취 시간
DAY 54 월 일 요일	**DAY 55** 월 일 요일
첫 섭취 시간 마지막 섭취 시간	첫 섭취 시간 마지막 섭취 시간
DAY 56 월 일 요일	**DAY 57** 월 일 요일
첫 섭취 시간 마지막 섭취 시간	첫 섭취 시간 마지막 섭취 시간

- 물을 제외하고, 칼로리를 포함한 음식 섭취 시간을 기록해 보세요.

+ 느낀점 & 다짐

DAY 46 월 일 요일	DAY 47 월 일 요일
첫 섭취 시간 마지막 섭취 시간	첫 섭취 시간 마지막 섭취 시간
DAY 48 월 일 요일	**DAY 49** 월 일 요일
첫 섭취 시간 마지막 섭취 시간	첫 섭취 시간 마지막 섭취 시간
DAY 50 월 일 요일	**DAY 51** 월 일 요일
첫 섭취 시간 마지막 섭취 시간	첫 섭취 시간 마지막 섭취 시간

- 물을 제외하고, 칼로리를 포함한 음식 섭취 시간을 기록해 보세요.

+ 느낀점 & 다짐

DAY 40 월 일 요일	DAY 41 월 일 요일
첫 섭취 시간 마지막 섭취 시간	첫 섭취 시간 마지막 섭취 시간
DAY 42 월 일 요일	DAY 43 월 일 요일
첫 섭취 시간 마지막 섭취 시간	첫 섭취 시간 마지막 섭취 시간
DAY 44 월 일 요일	DAY 45 월 일 요일
첫 섭취 시간 마지막 섭취 시간	첫 섭취 시간 마지막 섭취 시간

- 물을 제외하고, 칼로리를 포함한 음식 섭취 시간을 기록해 보세요.

+ 느낀점 & 다짐	

DAY 34 월 일 요일	DAY 35 월 일 요일
첫 섭취 시간 마지막 섭취 시간	첫 섭취 시간 마지막 섭취 시간
DAY 36 월 일 요일	DAY 37 월 일 요일
첫 섭취 시간 마지막 섭취 시간	첫 섭취 시간 마지막 섭취 시간
DAY 38 월 일 요일	DAY 39 월 일 요일
첫 섭취 시간 마지막 섭취 시간	첫 섭취 시간 마지막 섭취 시간

- 물을 제외하고, 칼로리를 포함한 음식 섭취 시간을 기록해 보세요.

+ 느낀점 & 다짐	

DAY 28	월 일 요일	DAY 29	월 일 요일
첫 섭취 시간 마지막 섭취 시간		첫 섭취 시간 마지막 섭취 시간	
DAY 30	월 일 요일	DAY 31	월 일 요일
첫 섭취 시간 마지막 섭취 시간		첫 섭취 시간 마지막 섭취 시간	
DAY 32	월 일 요일	DAY 33	월 일 요일
첫 섭취 시간 마지막 섭취 시간		첫 섭취 시간 마지막 섭취 시간	

- 물을 제외하고, 칼로리를 포함한 음식 섭취 시간을 기록해 보세요.

+ 느낀점 & 다짐	

DAY 22 월 일 요일	DAY 23 월 일 요일
첫 섭취 시간 마지막 섭취 시간	첫 섭취 시간 마지막 섭취 시간
DAY 24 월 일 요일	DAY 25 월 일 요일
첫 섭취 시간 마지막 섭취 시간	첫 섭취 시간 마지막 섭취 시간
DAY 26 월 일 요일	DAY 27 월 일 요일
첫 섭취 시간 마지막 섭취 시간	첫 섭취 시간 마지막 섭취 시간

- 물을 제외하고, 칼로리를 포함한 음식 섭취 시간을 기록해 보세요.

+ 느낀점 & 다짐	

DAY 16 월 일 요일	DAY 17 월 일 요일
첫 섭취 시간 마지막 섭취 시간	첫 섭취 시간 마지막 섭취 시간
DAY 18 월 일 요일	**DAY 19** 월 일 요일
첫 섭취 시간 마지막 섭취 시간	첫 섭취 시간 마지막 섭취 시간
DAY 20 월 일 요일	**DAY 21** 월 일 요일
첫 섭취 시간 마지막 섭취 시간	첫 섭취 시간 마지막 섭취 시간

- 물을 제외하고, 칼로리를 포함한 음식 섭취 시간을 기록해 보세요.

+ 느낀점 & 다짐	

DAY 10 월 일 요일	DAY 11 월 일 요일
첫 섭취 시간	첫 섭취 시간
마지막 섭취 시간	마지막 섭취 시간

DAY 12 월 일 요일	DAY 13 월 일 요일
첫 섭취 시간	첫 섭취 시간
마지막 섭취 시간	마지막 섭취 시간

DAY 14 월 일 요일	DAY 15 월 일 요일
첫 섭취 시간	첫 섭취 시간
마지막 섭취 시간	마지막 섭취 시간

- 물을 제외하고, 칼로리를 포함한 음식 섭취 시간을 기록해 보세요.

+ 느낀점 & 다짐

DAY 4	월	일	요일
첫 섭취 시간			
마지막 섭취 시간			

DAY 5	월	일	요일
첫 섭취 시간			
마지막 섭취 시간			

DAY 6	월	일	요일
첫 섭취 시간			
마지막 섭취 시간			

DAY 7	월	일	요일
첫 섭취 시간			
마지막 섭취 시간			

DAY 8	월	일	요일
첫 섭취 시간			
마지막 섭취 시간			

DAY 9	월	일	요일
첫 섭취 시간			
마지막 섭취 시간			

- 물을 제외하고, 칼로리를 포함한 음식 섭취 시간을 기록해 보세요.

+ 느낀점 & 다짐

DAY 3

월 일 요일

섭취 시간	음식종류와 양	칼로리	비고

"〈시간제한 다이어트〉를 본격적으로 시작하기 전에, 그동안 먹어오던 패턴을 기록해보세요.
무의식적으로 생각보다 많이 먹고 있는 습관에 놀랄지도 모릅니다!"

DAY 2

월　　일　　요일

섭취 시간	음식종류와 양	칼로리	비고

“<시간제한 다이어트>를 본격적으로 시작하기 전에, 그동안 먹어오던 패턴을 기록해보세요.
무의식적으로 생각보다 많이 먹고 있는 습관에 놀랄지도 모릅니다!”

DAY 1

월 일 요일

섭취 시간	음식종류와 양	칼로리	비고

"<시간제한 다이어트>를 본격적으로 시작하기 전에, 그동안 먹어오던 패턴을 기록해보세요.
무의식적으로 생각보다 많이 먹고 있는 습관에 놀랄지도 모릅니다!"

+

시간제한 다이어트

12주차 플래너

1 주차

나의 생활패턴과
식사빈도를 파악해보자

2 주차

본격적인 시작!
2시간씩 줄여보자

3-4 주차

오오, 조금씩 변화가?
작은 변화를 서서히
느껴보자

5-6 주차

자꾸만 생기는 약속!
소소한 위기들을
극복하자

7-8 주차

몸이 가벼워지는 것
같은데? 몸이 적응하는
모습을 지켜보자

9-12 주차

우리 몸의 절전모드!
정체기를 극복하자

✔ 먹는 시간만 제한하는 것으로 우리 몸이 달라지는 것을 느낄 수 있습니다!

시작일	월	일	요일	마지막날	월	일	요일	목표체중	kg

12주차 시간계획표

"주말"

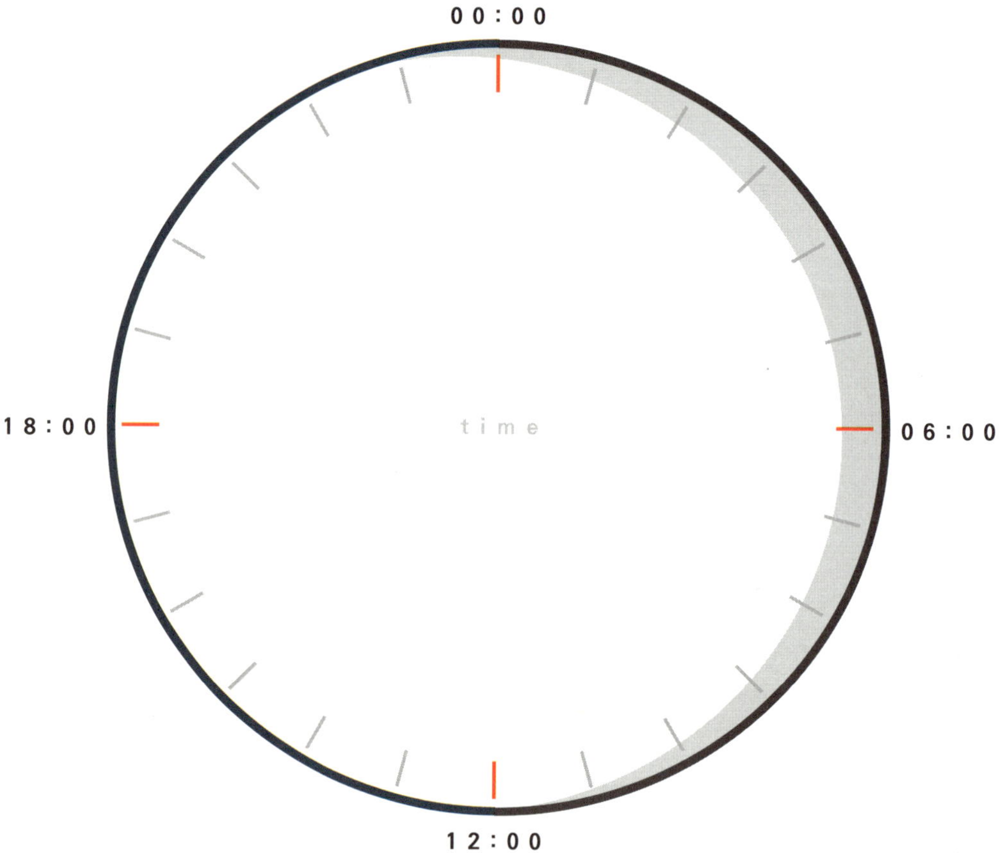

12주차 시간계획표

"평일"

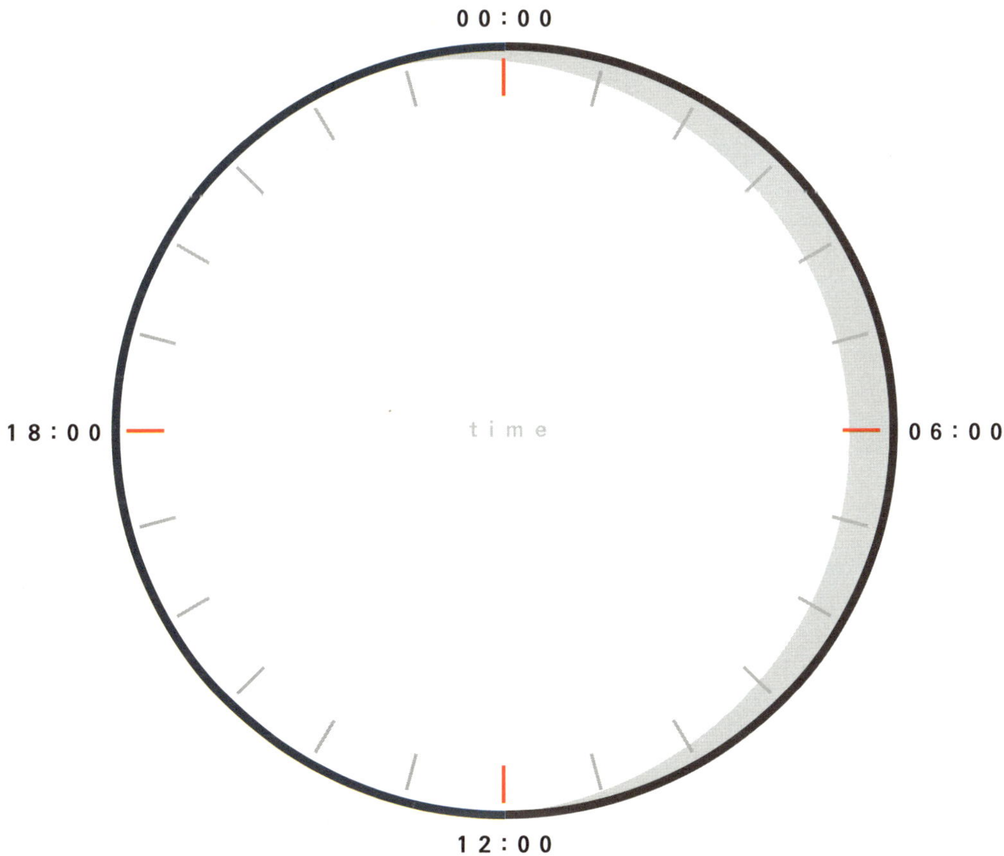

12주 시간제한 다이어트 플래너

12 weeks

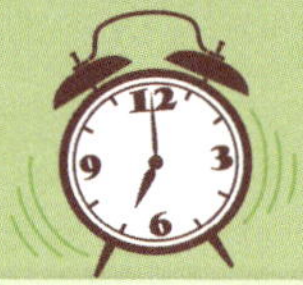

다이어트 계획 세울 때, 음식 종류, 열량, 칼로리...
이것저것 복잡하게 따지느라 힘드셨죠?

이제는 먹는 시간만 기록하세요!
'하루 리듬'에 따라, 쉽고, 단순하게!
<시간제한 다이어트>의 핵심은 언제 먹느냐입니다.
오직 '먹는 시간'만 지킨다면 다이어트는 누구라도 할 수 있습니다!

지금부터 12주 동안 '먹는 시간'만 지키며 건강한 몸을 만들어 보세요.